AF475469

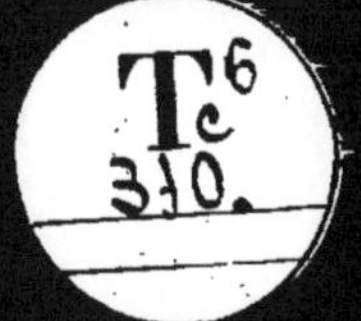
Tc6
310.

DES
CLIMATS FROIDS
AU POINT DE VUE DE LA VIE HUMAINE

Communication faite à la Société de Géographie de Lille

PAR

Le Dr L. WAGNIER

(de Lille), Officier d'Académie.

LILLE,

IMPRIMERIE L. DANEL.

1887.

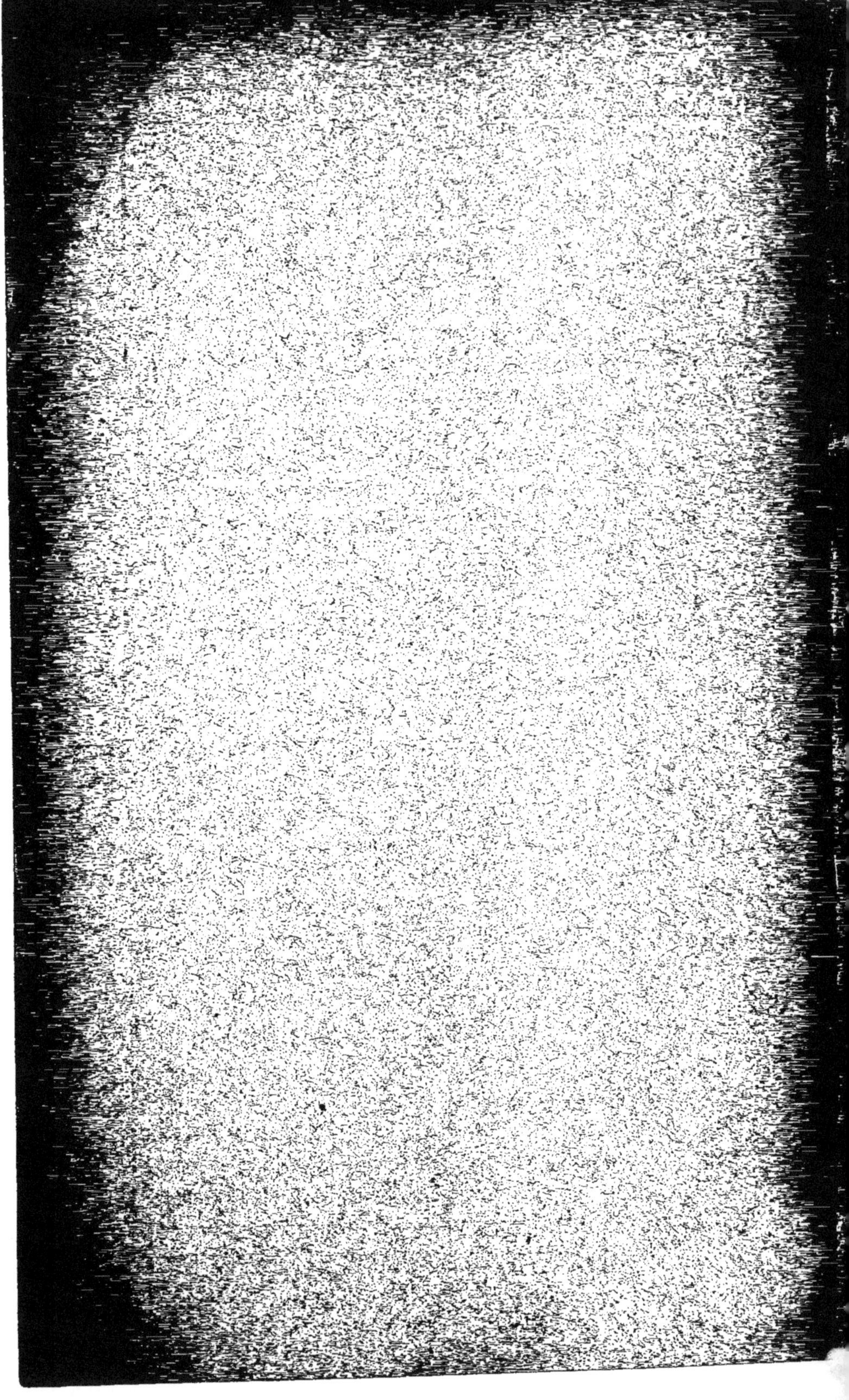

DES
CLIMATS FROIDS
AU POINT DE VUE DE LA VIE HUMAINE

Communication faite à la Société de Géographie de Lille

PAR

Le Dr L. WAGNIER
(de Lille), Officier d'Académie.

LILLE,
IMPRIMERIE L. DANEL.

1887.

DES CLIMATS FROIDS AU POINT DE VUE DE LA VIE HUMAINE

Par le docteur L. WAGNIER (de Lille), Officier d'Académie.

MESDAMES, MESSIEURS,

Il y a quelques semaines nous entendions, avec un grand intérêt, la conférence qu'a faite M. Lefort, à la Société de Géographie, sur le Canada. Nous avons fait ainsi, à sa suite, par la pensée, un voyage des plus intéressants ; nous avons recueilli, avec un vif et patriotique plaisir, les mille preuves qu'il nous donnait des sentiments d'attachement que les Français du Canada, arrachés à la mère-patrie, ont conservés pour elle. Et lorsqu'il nous montrait les immenses ressources, malheureusement méconnues lors de la cession de cette magnifique colonie, que Voltaire lui-même appelait dédaigneusement « quelques arpents de neige », nous avons ressenti toute l'étendue de la perte que la France a éprouvée alors.

Je me rappelais, en écoutant, les conditions climatériques de ce pays, qui, placé cependant sous la même latitude que la France, en diffère tellement par le climat qu'il se trouve environ sur la même ligne isothermique que Stockholm et Christiania; et, d'ailleurs, la description que faisait l'orateur du rigoureux hiver de cette contrée nous rendait plus sensible cette donnée scientifique.

C'est à ce moment que j'eus la pensée qu'une étude sur les climats au point de vue de la résistance humaine pourrait avoir de l'intérêt pour notre Société; mais je m'aperçus bientôt que la question des climats, de l'acclimatement et de la colonisation en général, même en la restreignant dans les limites les plus étroites, dépasserait beaucoup le cercle d'une conférence, et je me bornerai à l'étude des climats froids et de la manière dont l'homme les supporte.

Je laisserai de côté toute énumération géographique quant à la fixation des limites conventionnelles des climats tempérés, froids et polaires, et je ne considérerai que le côté médical et hygiénique de la question. Après avoir étudié rapidement l'action du froid en général sur l'organisme humain et indiqué avec quelle énergie les forces vitales résistent à cette influence, je dirai les conditions qui font varier cette résistance, je parlerai des maladies dans les climats froids, de l'acclimatement à ce point de vue, et de la colonisation des pays situés sous une latitude plus élevée que la métropole en la comparant dans ses grandes lignes avec la colonisation des pays chauds.

I.

La chaleur vitale, vous le savez, est le résultat des oxydations qui se produisent au sein de l'organisme. Elle est si admirablement équilibrée que l'homme conserve, à peu de chose près, la même température propre, intérieure, sous tous les climats.

La chaleur que l'homme produit à chaque instant tend à se perdre quand le milieu où il se trouve est à une température plus basse que la sienne, en vertu des lois qui président à l'équilibre général de la température des corps, par rayonnement et par conductibilité.

L'action du rayonnement est surtout remarquable quand l'organisme prend part à la radiation calorique terrestre si sensible dans certaines circonstances, lorsque, par exemple, par une belle nuit, les astres brillent d'un vif éclat dans l'espace pur de tout nuage, et que rier n'arrête la déperdition de la chaleur terrestre. Le refroidissement est alors considérable et il a été noté dans des circonstances mémorables. Dans son récit de la campagne de 1812, Larrey déclare que c'était au bivouac, lorsque le rayonnement était à son maximum, que survenait la plus grande mortalité, aussi bien parmi les hommes que parmi les animaux. Le capitaine Ross, qui s'est illustré par ses expéditions vers le pôle Nord et dont les récits sont si intéressants et si utiles au point de vue de la question de la résistance au froid, signale aussi le danger considérable qui peut résulter de ce rayonnement.

A côté de l'influence du rayonnement, il faut placer celle de la température du milieu ambiant. Jusqu'à quel degré a pu descendre cette température de l'air sans cependant dépasser les limites de la résistance des forces vitales, luttant activement et puissamment aidées par les ressources dont l'industrie humaine dispose? Je ne citerai que quelques chiffres empruntés aux récits des voyages de John Franklin, Ross, Parry, Back. On a observé par 66°, 11 de latitude Nord — 39°, par 64° de latitude — 49°, par 69° de latitude — 50°8, on a constaté par 66° — 56°. En 1834, on a noté au Fort-Reliance, dans l'Amérique anglaise — 56°7.

L'organisme humain oppose à ces froids excessifs les ressources passives qu'il emprunte aux abris et aux vêtements dont je vais dire quelques mots; il leur résiste aussi par les forces actives qu'il trouve en lui-même, dont je parlerai ensuite.

Pour ce qui est des abris, les cabanes de glace où hivernèrent la plupart des expéditions vers le pôle et qui furent construites sur le modèle de celles qui servent aux Esquimaux, sont l'exemple le plus frappant qu'on puisse citer de leur influence.

Ce sont des huttes en forme de dômes dont la hauteur intérieure n'atteint pas 1m,50; elles sont faites de morceaux de glace disposés par assises et solidement cimentés avec de l'eau, On y pénètre en rampant par une entrée longue et étroite; une lumière douce règne dans l'intérieur, elle est fournie par un morceau de glace peu épais qui, enchassé dans la paroi, sert de vitre, ou par une lampe alimentée d'huile de phoque contenue dans des os de baleine et dont la mèche est faite avec de la mousse. Cette même lampe sert aussi à cuire les aliments.

C'est sur un banc de glace recouvert de peaux de phoques que l'on s'assied, là aussi que l'on dort; c'est presque le seul meuble.

Ce furent des cabanes semblables qu'habitèrent les matelots du capitaine Ross et lui-même pendant les quatre hivers qu'ils passèrent dans les régions polaires. Ils y dormaient, dit cet explorateur, chaudement et à l'aise, la température intérieure de la cabane étant souvent au-dessous de — 20°. Ce bien-être relatif était dû à la suppression du rayonnement par l'abri qui s'opposait aussi à l'influence réfrigérante si puissante des mouvements de l'air.

Au cours de ces quatre années, Ross ne perdit que 3 de ses 23 compagnons, en quatre années également, Kotzebue, qui en avait 27, n'en perdit aucun. Je rappellerai ces chiffres tout à l'heure parce qu'ils n'ont rien d'exceptionnel et qu'en général la mortalité de ces expéditions, lorsqu'elles ont été préparées et conduites avec intelligence, a été très faible en dehors des causes accidentelles.

Le choix des vêtements est très important dans ces circonstances. Il y aurait bien des choses intéressantes à dire sur cette question des vêtements. Comment agissent-ils? En s'opposant aux mouvements de l'air qui est en contact avec le corps?

Lorsque l'oiseau couvert de plumes, qui sont pourtant si peu conductrices, se trouve exposé à un froid excessif, nous le voyons se mettre en boule; dans les mêmes conditions, le poil des mammifères se hérisse et la quantité d'air enfermée dans les téguments se trouve augmentée par cet acte instinctif.

Les vêtements produisent les mêmes effets sur l'homme, et, à poids égal, plus un tissu peut enfermer d'air dans ses mailles, mieux il l'emprisonne, mieux il maintient à la surface du corps la couche d'air qui s'y est échauffée, mieux aussi il nous protège du froid.

L'action protectrice des vêtements est considérablement diminuée sous l'influence des mouvements de l'air. Ce fait, d'observation courante, trouve des exemples frappants dans les récits des explorateurs : l'un d'eux rapporte que, par un temps calme, dans une atmosphère presque immobile, les hommes de son équipage vaquaient au-dehors à leurs occupations alors que le thermomètre marquait—41°; avec—29°, s'il survenait une légère brise, ils étaient obligés de se tenir renfermés, tant les échanges d'air que produisait dans les vêtements qui les couvraient, le moindre mouvement atmosphérique, leur rendait plus sensible l'action du froid.

En dehors de ces résistances passives que nous lui opposons, nous luttons aussi contre le refroidissement par l'activité musculaire.

« La meilleure manière de se chauffer avec du bois, disait le professeur Bouchardat, c'est de le scier. »

L'activité des muscles augmente, en effet, d'une façon assez notable la quantité de chaleur que l'organisme produit, et, de plus, elle diffuse cette chaleur dans toute les parties du corps et en particulier aux extrémités où le refroidissement est de beaucoup le plus rapide.

Lorsqu'on est exposé à un froid excessif, il faut se rappeler combien l'immobilité est funeste, il faut faire appel à toute son énergie, lutter par le mouvement contre la tendance au sommeil et à l'engourdissement, qui, dans ces circonstances, est le prélude de la mort.

Dans les désastres causés par le froid sur des armées en marche et qui ne sont pas rares dans l'histoire des guerres, on a vu souvent l'énergie du commandement, la vigilance des officiers, le dévouement des vieux soldats, sauver de la mort un grand nombre d'hommes, en les empêchant de s'écarter, de s'arrêter, en leur rappelant à chaque instant que leur salut dépendait de leur activité et de leur courage.

Quand Jacques Balmat fit, le premier, en 1786, l'ascension du Mont-Blanc, il dut, lui aussi, à son énergie de sortir sain et sauf de cette téméraire entreprise : arrivé au grand plateau, à 3,930 mètres, il fut surpris par la nuit, redescendre était impossible, il prit vaillamment son parti et se promena de long en large dans la neige jusqu'à ce que le jour parut.

Rien n'est plus propre à montrer l'heureuse influence de l'activité musculaire dans la lutte contre le froid que ce que rapporte Spallanzani d'un hivernage de Hollandais au Spitzberg ; ceux, dit-il, qui s'enfermèrent dans les cabanes en bois qu'ils avaient construites, moururent de froid l'un après l'autre auprès du feu, ceux au contraire qui vivaient à l'air libre, s'occupant à chasser, à charrier du bois ou à d'autres travaux, conservèrent leur santé.

Non seulement le travail du corps, mais aussi l'activité intellectuelle augmente la chaleur vitale, cette influence peut être telle qu'elle se manifeste d'une manière sensible sur tout le corps quand la tension de l'esprit est très prononcée, mais, plus souvent encore, il s'établit un contraste frappant entre la température de la tête et celle des extrémités ; si, dans ces conditions, l'homme veut se livrer au sommeil il n'y parvient que difficilement, l'équilibre organique rompu produit un malaise qui cause l'insomnie.

Les influences morales, les passions, influent sur la production de chaleur, quelques-unes l'augmentent, ce sont les passions expansives et excitantes : l'espérance, la joie, la colère ; les influences morales dépressives : la crainte, la tristesse, le découragement, la diminuent. Un heureux caractère, jovial, ardent et courageux est donc une excellente condition lorsqu'il s'agit d'affronter les périls d'un voyage dans les climats polaires.

Dans cette question de la résistance au froid, où nous avons à examiner des points de vues nombreux, nous devons dire quelques mots du rôle si important de l'alimentation. Si, comme l'enseigne la physiologie, nous brûlons à chaque instant notre propre substance, et si cette combustion est d'autant plus énergique que le milieu qui nous entoure tend davantage à nous refroidir, c'est au moyen des aliments que nous réparons les pertes continuelles qu'engendre la combustion respiratoire et l'activité musculaire.

Après le repas, sous l'influence du commencement de la digestion, nous éprouvons une sensation de frisson, mais le résultat définitif de l'ingestion des aliments est la production de chaleur.

L'activité des fonctions digestives est donc une condition de premier ordre dans la question qui nous occupe, d'ailleurs cette activité s'accroît beaucoup lorsque l'organisme doit lutter contre le refroidissement, et si, dans nos climats, sous la seule influence saisonnière, nous notons de grandes différences dans notre appétence pour les aliments et dans l'énergie de notre estomac, cette différence est bien plus prononcée quand on compare, au point de vue de la quantité comme à celui de la qualité, le régime des peuples du nord à celui des habitants des pays chauds.

Le docteur Hayes, qui a étudié et décrit avec soin les mœurs des Esquimaux, attribue à leur genre d'alimentation la résistance que ces peuples opposent à leur terrible climat.

Vivants, dit-il, presque sans feu, misérablement vêtus, ils n'en constituent pas moins une race vigoureuse, susceptible d'une grande résistance à la fatigue et peu accessible aux maladies.

Le morse, le veau marin, le narval, l'ours, sont les éléments de leur nourriture ordinaire. Ils mangent la chair crue, habituellement 6 à 8 kilogr. par jour dont un bon tiers de graisse ; des morceaux d'huile de baleine gelée constituent pour ces peuplades un sorbet délicieux.

Les marins qui firent partie des expéditions au Pôle-Nord durent s'habituer peu à peu à un régime analogue et le docteur Hayes raconte que, le besoin aidant, ce régime finit par être du goût des équipages.

C'est donc avec raison que dans le choix des hommes qui devaient faire partie de ces expéditions, on tenait grand compte de la vigueur stomacale.

On exigeait aussi la sobriété à l'égard des boissons alcooliques, non seulement à cause de l'abus qu'on en peut faire, mais parce qu'on a reconnu que l'alcool était funeste même à dose assez modérée et qu'à l'excitation passagère qu'il produit succède un état de dépression qui prive l'homme d'une grande partie de sa résistance au refroidissement.

Je terminerai ce rapide exposé de la question des climats froids au point de vue physiologique par quelques mots sur l'influence de l'âge et sur celle du sexe.

La force de résistance au froid est à son maximum chez l'adulte, beaucoup moindre chez l'enfant, elle est très faible chez le nouveau-né ; à mesure que l'enfant grandit et surtout dès qu'il peut courir, la résistance augmente, mais l'enfant reste toujours plus accessible au froid que les grandes personnes, particulièrement dans l'immobilité.

C'est une vérité qu'on n'a guère besoin de rappeler aux mères qui n'ont que trop de tendance à surcharger leurs enfants de vêtements chauds ; si cette conduite est admissible pour l'enfant très jeune, elle cesse de l'être lorsque l'enfant peut trouver dans l'activité musculaire sous toutes ses formes une source de résistance au froid bien plus énergique et bien plus salutaire.

Chez le vieillard, les fonctions calorifiques décroissent à mesure que toutes les actions organiques s'élanguissent, et l'influence d'un milieu où la température est basse devient funeste bien plus rapidement que chez l'adulte.

Au point de vue du sexe, on peut dire, quoique le fait ne soit pas démontré expérimentalement, qu'il semble que la femme supporte mieux que l'homme l'influence du froid.

Le fait est surtout remarquable dans les classes pauvres de la société où les femmes sont incomparablement moins vêtues que les hommes et ne paraissent pas souffrir davantage des abaissements de température.

Dans la classe riche, les lourds manteaux, les épaisses fourrures répondent plutôt pour elles aux gouts de luxe qu'à une nécessité réelle, leurs épaules découvertes, par des températures parfois assez basses, le prouvent. C'est d'ailleurs une remarque qui a été faite aux bains de mer, les femmes redoutent moins que les hommes la fraicheur de l'eau et elles se décident les dernières à partir quand commence à s'annoncer le retour de la saison rigoureuse.

Il faut sans doute accorder ici une grande part d'influence à l'activité nerveuse.

II

Lorsque la limite de la résistance est franchie, que l'action des forces vitales est vaincue, les extrémités du corps et les parties exposées à l'air extérieur sont les premières atteintes. Le refroidissement local peut être poussé très loin sans que la partie atteinte soit frappée de mort. Le danger consiste surtout dans le réchauffement brusque. Après un faible degré de refroidissement, le réchauffement brusque donne lieu à ce phénomène désagréable bien connu sous le nom de l'onglée ; s'il succède à un refroidissement plus prononcé, à la congélation, il produit la mort locale, la gangrène.

Des soins bien entendus pourraient souvent l'éviter : le capitaine Ross rapporte que dans une excursion, il eut une joue frappée de congélation, cette partie avait blanchi sans qu'il éprouvât aucune sensation, le marin qui marchait à côté de lui s'en aperçut et se mit à frotter avec de la neige la joue du capitaine jusqu'à ce que le retour de la coloration normale eut indiqué que le danger avait disparu.

Le réchauffement brusque peut d'ailleurs être le fait des seules conditions météorologiques A la compagne d'Eylau, malgré un froid intense et une neige abondante, les soldats étaient en assez bonne santé, quand, du 9 au 10 février le thermomètre monta brusquement de—19° à +6°, aussitôt un grand nombre d'hommes furent frappés de congélation à divers degrés, les cas de gangrène furent nombreux et les plus maltraités, dit Larrey, furent ceux qui se chauffèrent.

C'est probablement à la rapide transition de température qu'il faut attribuer les nombreux cas de congélation qu'on a constatés en Algérie ; pour ne citer que le plus récent, en 1879, au Tléta des Douars une colonne de troupes fut assaillie par un ouragan de pluie et de neige en se rendant d'Aumale à Laghouat, 19 hommes périrent.

Il faut tenir compte aussi, dans ces cas, de l'influeuce de la neige fondante, cause puissante de refroidissement, et de la pluie demi glacée qui pénètre la chaussure et les vêtements.

La mort par congélation est souvent précédée d'engourdissement, les mouvements deviennent plus lents, la vue s'affaiblit, la parole s'embarrasse, il se manifeste une tendance invincible au sommeil. C'est probablement ainsi que moururent, pendant la campagne de Russie, ces sentinelles qu'on trouvait roides gelées à leur poste et qui ont inspiré à V. Hugo ces vers célèbres et cette effrayante image :

On voyait les clairons à leur poste gelés,
Restés debout en selle, et. muets, blancs de givre,
Collant leur bouche en pierre aux trompettes de cuivre.

Cependant il n'en est pas toujours ainsi, souvent les cadavres des individus gelés révèlent par l'attitude des membres convulsivement tordus les désordres cérébaux qui se sont produits, et le rude combat qui s'est livré contre la mort. Ces phénomènes cérébraux sont surtout remarquables quand le passage du froid au chaud a été brusque. Pendant cette même retraite de Russie, le pharmacien en chef Sureau arriva à Kowno après avoir été exposé pendant de longues heures à un froid excessif; il eut hâte de se réchauffer, de se reposer, et dans la chambre chauffée où il s'enferma, il mourut subitement sans avoir prononcé une parole et comme frappé d'apoplexie. Larrey qui rapporte le fait dit aussi qu'on vit souvent, à la même époque,des soldats tomber roides morts en s'approchant du feu, et que d'autres, pris d'un délire furieux, se précipitaient au milieu des flammes.

Cependant la mort par congélation peut n'être qu'apparente. Pendant l'hiver de 1802, 20 soldats autrichiens qui s'étaient égarés dans les neiges du Mont Cenis furent retrouvés engourdis et ne donnant plus signe de vie. On les plaça dans des lits froids, on les frictionna d'abord avec de la neige, puis avec de l'eau froide, enfin avec de l'eau tiède et ils se rétablirent promptement.

On pourrait multiplier les exemples, mais j'espère en avoir dit assez sur la question du froid au point de vue physiologique.

Examinons rapidement quelles sont les susceptibilités morbides et les immunités que crée à l'homme des climats tempérés sa migration vers les pays froids.

III.

Il semble, au premier abord, que les maladies qu'on attribue dans nos climats à l'action du froid doivent avoir dans les pays où le froid est très rigoureux un développement très grand, il n'en est rien cependant, si le froid excessif tue parfois, ses effets lents sont moins redoutables que ceux du froid modéré, le rhumatisme, par exemple, est, au témoignage des observateurs, infiniment moins fréquent dans ces climats que dans le nôtre.

Pour la phthisie, malgré quelques divergences des auteurs, il semble qu'il en est de même. Elle est plus rare parmi les troupes anglaises en garnison au Canada que parmi celles qui restent en Angleterre; les populations blanches du haut Canada en sont presque indemmes. Nombreux sont les faits qui justifient la conduite des médecins américains qui envoient volontiers les malades de cette catégorie dans des pays extrêmement froids mais à température peu variable. C'est ainsi que la ville de Saint-Paul, dans le Minnesota, où règne un froid excessif mais régulier, est peuplée de phthisiques qui y jouissent d'une santé relativement bonne. Cependant il y a, sous ce rapport, bien des considérations à peser, bien des distinctions à établir.

Le scorbut est fréquent sous les hautes latitudes ainsi que les affections intestinales, elles sont souvent dues aux alternatives de pénurie et d'abondance, d'abstinence et d'alimentation excessive et grossière et aux boissons irritantes.

Il faut noter aussi l'ophthalmie des neiges, maladie de la rétine occasionnée par l'éblouissante blancheur des plaines glacées.

Par contre, les grandes endémies des pays torrides et des climats tempérés, les fièvres palustres, entre autres, y sont à peu près inconnues, et il est certain que le tableau des maladies propres aux climats froids et bien moins chargé et aussi bien moins effrayant que le cadre pathologique des climats chauds.

IV.

J'arrive à la question de l'acclimatement dans les pays froids.

J'ai dit tout à l'heure combien avait été faible la mortalité d'un grand nombre d'expéditions dans les mers polaires. En dehors des causes accidentelles comme celles qui ont amené le désastre de *la Jeannette* et de son vaillant équipage, les hardis explorateurs dont nous avons parlé et qui sont arrivés à des degrés de latitude où les Esquimaux eux-mêmes ne se sont jamais montrés, n'ont, en général, éprouvé que des pertes minimes.

Ce fait qui prouve que les hommes des climats tempérés supportent bien les climats froids, est corroboré par une foule d'autres faits d'expérience.

Une chose plus digne de remarque, c'est qu'il semble que les habitants des pays méridionaux supportent mieux que ceux du Nord un froid excessif.

Dans l'armée qui fit la campagne de 1812, et où tous les pays de l'Europe étaient représentés, ce furent, dit Larrey, les Italiens, les Espagnols, les Portugais, les Français du Midi qui résistèrent le mieux au froid pendant la retraite, les Allemands. les Hollandais succombèrent dans une proportion beaucoup plus grande.

Les tirailleurs Algériens ont donné lieu à la même remarque, non-seulement devant Sébastopol, mais aussi lors des désastres par congélation qui, comme je l'ai rappelé, se sont montrés assez fréquemment en Algérie sur des corps de troupes en marche.

Le fait a été noté également qu'après un acclimatement dans les pays chauds, un homme bien portant qui rentre dans son pays pendant la saison rigoureuse, est moins impressionné par le froid que ceux qui n'ont pas quitté le pays. J'ai observé le fait sur moi-même.

Ce qui a pu être constaté dans une foule de cas isolés, de faits particuliers, au sujet de la résistance aux climats froids des peuples méridionaux, emprunte à l'histoire de la colonisation du monde une démonstration bien plus convaincante.

Quel admirable développement n'a pas eu la colonisation Romaine, lorsqu'elle s'est exercée au nord de la métropole, en Gaule, en Bretagne, en Germanie et sur les bords du Danube. Et, à une époque plus récente, ne peut-on pas citer l'exemple du Canada où les Français émigrés au nombre de 10,000, sont arrivés aujourd'hui à 1,000,000, malgré les désastres de la guerre et une incessante émigration aux États-Unis.

L'Acadie ou Nouvelle-Écosse fut colonisée en 1671 par 47 familles françaises qui se sont développées dans de telles proportions que les français d'Acadie sont actuellement plus de 100,000 malgré les persécutions de l'Angleterre.

Il y a cependant une limite au-delà de laquelle l'acclimatement complet de la race aryenne émigrant vers le nord n'est plus possible.

On sait que la mortalité infantile est un élément de première importance dans la question de l'acclimatement. Cette mortalité est grande à Saint-Pétersbourg et il semble qu'on approche de cette limite de l'acclimatement possible, limite que la vigueur de la race dans cette région semble, à la vérité, reléguer beaucoup plus haut vers le Nord.

Le fait est plus remarquable encore pour l'Islande dont la population diminue de jour en jour.

Les résultats de l'émigration ont-ils été aussi brillants lorsqu'elle s'est faite vers les climats chauds que lorsqu'elle a eu lieu vers les pays septentrionaux.

Je notais tout-à-l'heure l'immense succès de la colonisation romaine au Nord ; ne peut-on pas placer en regard de la magnifique expansion qu'elle a prise dans cette direction, sa disparition complète de la terre d'Afrique où elle s'est pourtant exercé pendant sept siècles. Quelqu'ait été l'importance du rôle qu'a eu la conquête arabe sur le sol africain, a-t-elle été suffisante pour expliquer cette disparition, et le climat n'a-t-il pas eu la part la plus grande dans cette ruine ?

Un siècle suffit pour faire disparaître les vandales d'Afrique et les Goths d'Italie.

L'histoire de l'Egyte où tant de conquêtes ont passé montre mieux que toute autre l'influence primordiale du climat : ni les Hébreux, ni les Perses, ni les Romains, ni les Arabes, ni les Français, ni les Anglais, ni les Turcs qui ont successivement occupé l'Egypte n'ont pu y prendre racine, et, à travers toutes ces révolutions, toutes ces dominations, la race primitive seule a persisté. Aujourd'hui même, les enfants des Européens et des Turcs y subissent une mortalité effrayante, ils parviennent rarement à franchir les limites de la première enfance, pourtant si ces nouveaux-nés sont envoyés en Europe on les y élève facilement.

Les Allemands réussissent fort mal en Afrique, et même pour les Français en Algérie la question n'est pas encore tranchée. Il est évident que les résultats de la colonisation française s'y sont beaucoup améliorés, mais les hygiénistes qui, lors de la conquête, ont combattu la colonisation algérienne comme impraticable ne seraient pas encore de nos jours dépourvus d'arguments.

Pour l'Inde anglaise. la situation est moins belle encore au point de vue de l'acclimatement. Dans la riche province du Bengale, la mortalité des troupes anglaises est, dit le docteur Twinning, trois à quatre fois plus élevée que dans le Royaume Uni. Dans la presqu'île du Gange, la troisième génération de race anglaise n'existe pas.

Que dire du Sénégal où la mortalité est si considérable parmi les troupes en station.

Je ne parlerai pas du Tonkin dont l'occupation est trop récente pour qu'on puisse s'en faire une opinion exacte au point de vue de l'acclimatement possible de la race française et aussi parce que cette question touche à des discussions trop récemment et trop vivement agitées pour être traitées dans cette pacifique enceinte.

Il est donc certain, et quoique cette règle comporte de nombreuses exceptions dont l'exposé et la discussion nous entraîneraient beaucoup trop loin, il est certain, dis-je, que les colonisations qui se sont faites sous la même latitude ou en remontant vers le Nord ont eu, en général, des destinées beaucoup plus heureuses que celles qui se sont faites vers des climats plus chauds.

Cette question de l'acclimatement, des plus attachantes, demanderait de grands développements, elle exigerait surtout un exposé préalable des climats chauds dans leur influence sur l'homme de façon à pouvoir établir un parallèle complet, je me bornerai donc à cette légère esquisse. J'espère cependant en avoir dit assez pour indiquer de quel secours peut être l'hygiène dans la question de la colonisation.

Il est de la plus haute importance de déterminer pour chaque race et pour chaque contrée, pour chaque localité donnée jusqu'à quel point l'acclimatement y est possible, les conditions nécessaires de cet acclimatement, et d'en déduire le genre de colonisation applicable.

C'est là le rôle de l'hygiène générale; elle doit diriger, contenir s'il le faut, ou, au contraire, encourager l'esprit d'entreprise dans cet ordre d'idées, elle est donc un puissant auxiliaire de la géographie. C'est ce que cette conférence avait surtout pour objet d'indiquer.

Et, à ce sujet, permettez-moi, Mesdames et Messieurs, de vous féliciter, en terminant, sur la manière élevée dont votre société comprend l'étude de la géographie, c'est-à-dire en reléguant au second plan la stérile nomenclature des localités, et en recherchant, au contraire, les données générales et les lois qui président au développement de l'activité humaine à la surface du globe.

L'hygiène n'est pas non plus restée en arrière dans cette voie : elle ne poursuit pas seulement l'extension du bien être de l'individu, elle détermine les lois qui règlent la marche des nations, les migrations des peuples, l'avenir des races.

Ces deux sciences se rattachent donc entre elles par une foule de liens étroits, elles poursuivent d'ailleurs toutes deux les mêmes buts : le bonheur de l'humanité, la gloire de la patrie.

Lille Imp. L. Danel.

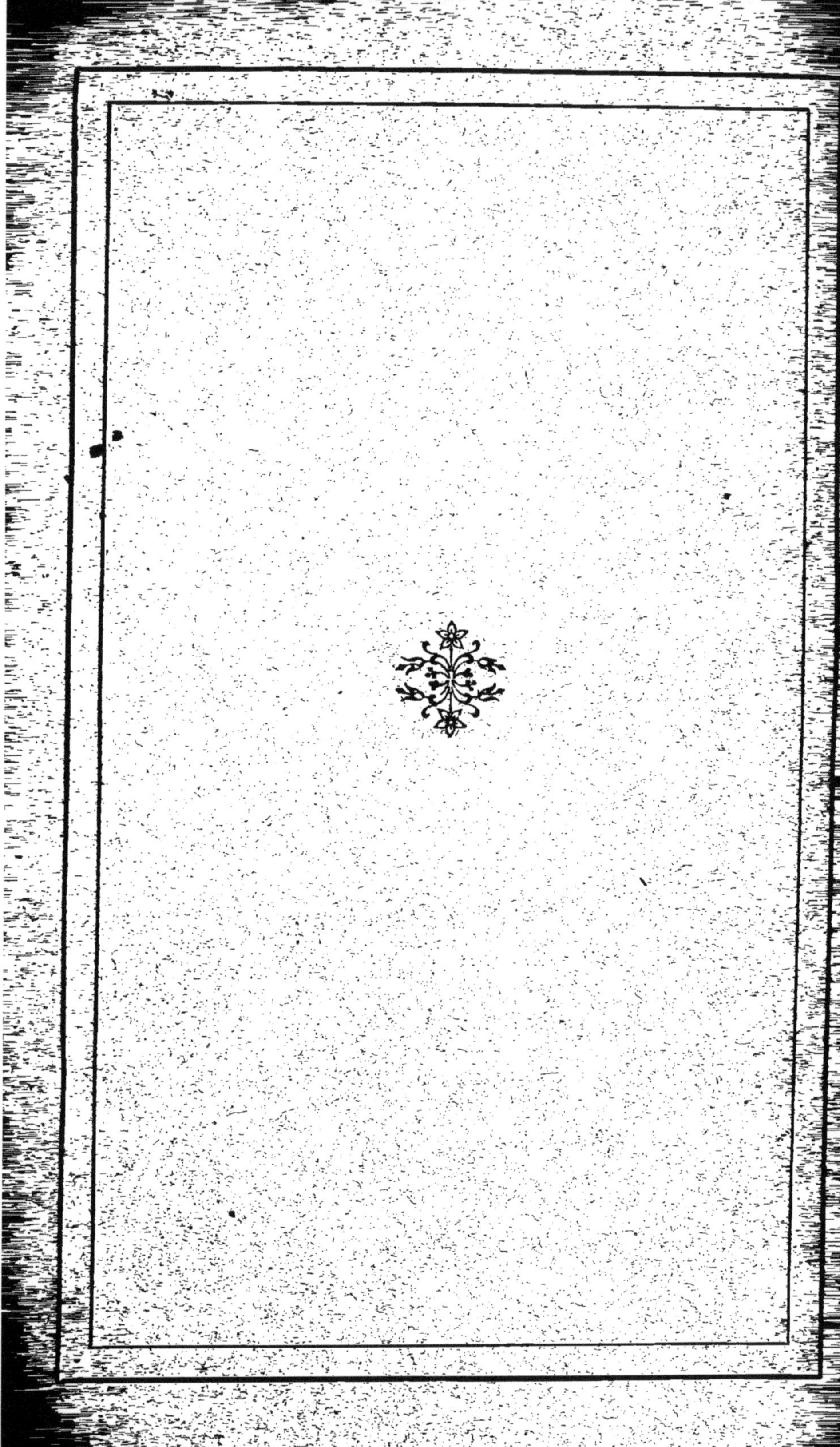

www.ingramcontent.com/pod-product-compliance
Ingram Content Group UK Ltd.
Pitfield, Milton Keynes, MK11 3LW, UK
UKHW020226200726
13856UKWH00004B/1631

9 782012 478466